COMPTE RENDU

DES MALADIES

TRAITÉES

AUX EAUX SULFUREUSES D'ALLEVARD.

COMPTE RENDU

DES MALADIES

TRAITÉES

AUX EAUX SULFUREUSES D'ALLEVARD

(ISÈRE)

PAR

LE DOCTEUR **CHATAING**,

Médecin-Inspecteur.

ANNÉES 1844, 1845 ET 1846.

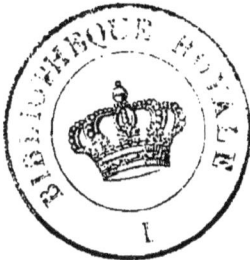

> Je ne suis point de ceux qui reprochent
> à certaines sources thermales, ce qu'ils
> appellent leur *force*. Cette force fait leur
> vertu ; on peut la tempérer et l'affaiblir à
> son gré ; on ne la crée point quand elle
> manque.....
>
> P. BERTRAND. *Voyage aux eaux
> des Pyrénées*, p. 111.

GRENOBLE.

TYPOGRAPHIE DE F. ALLIER PÈRE ET FILS,

GRAND'RUE, COUR DE CHAULNES.

1847.

COMPTE RENDU

DES MALADIES

TRAITÉES

AUX EAUX SULFUREUSES D'ALLEVARD.

(ISÈRE).

Placé depuis huit ans à la tête de l'établissement thermal d'Allevard, en qualité d'inspecteur titulaire, il nous a été donné de voir un grand nombre de baigneurs venir y chercher, d'après les conseils de leur médecin, soit la guérison, soit du soulagement à des maux bien variés.

Dans le but de justifier et de fortifier cette confiance des malades et des médecins, nous avons déjà publié plusieurs fois des observations cliniques. C'est encore ce que nous allons continuer dans cet opuscule. Mais, dans l'impossibilité de pouvoir rédiger l'histoire complète de tous les cas qui se sont présentés, nous nous sommes borné à tenir des notes exactes sur leur nature et sur les divers résultats du traitement, pour les inscrire dans un tableau synoptique. Nous avons seulement recueilli, avec tous leurs détails, quelques cas saillants, les plus propres à bien faire ressortir tout ce que l'on peut attendre de l'efficacité des eaux, ceux, entre autres, dont nous avons pu suivre la marche et la terminaison. Enfin, pour ne rien laisser à désirer sous ce dernier rapport, nous avons toujours eu soin de prendre des renseignements sur ce qui s'était passé dans le courant de l'année, soit auprès des malades, soit auprès des médecins qui avaient conseillé les eaux.

A cet égard, nous éprouvons le besoin pressant d'exprimer ici, à tous nos honorables confrères, notre vive gratitude pour l'obligeance avec laquelle ils ont toujours répondu à nos désirs. Puissions-nous aussi leur avoir prouvé que nos efforts ont constamment tendu à mériter leur confiance, par notre sincérité dans la relation des faits et par notre répugnance pour toute espèce d'exagération.

Douleur névralgique épicranienne, très-intense, durant depuis deux ans. — Guérison.

Notre honorable confrère, M. le docteur *Bédouin*, de *Romans* (Drôme), nous adresse, le 26 juillet 1843, madame sa belle-sœur, âgée d'environ 43 ans, d'une constitution délicate et très-impressionnable.

D'après les renseignements qui nous sont donnés, cette dame, mère de plusieurs enfants, jouissait habituellement d'une bonne santé, lorsque, étant à l'église, il y a deux ans, elle fut frappée à la tête par un courant d'air très-froid.

Depuis ce moment, cette partie est le siège d'une sensation de froid glacial, occupant surtout le sommet du crâne et s'accompagnant de douleurs violentes, quelquefois constrictives, plus souvent lancinantes, s'irradiant dans tous les sens, offrant plusieurs exacerbations dans la journée et augmentant par la pression de la tête sur l'oreiller ou lorsqu'on veut démêler les cheveux.

Pendant l'hiver, leur violence est parfois si grande, qu'elle cause une insomnie opiniâtre, arrache des cris plaintifs à la malade et l'oblige à s'isoler complètement, pour échapper à toute préoccupation comme à toute autre cause d'excitation. Le sentiment de froid à la tête est tellement pénible, qu'elle est obligée de se couvrir à outrance, sans réussir à se mettre entièrement à l'abri de l'impression de l'air frais et humide. Souvent même, quoique placée dans une chambre chaude et bien close, il lui semble qu'un courant d'air froid arrive jusqu'à elle par une porte ou par une fenêtre ouverte.

Dans les moments de la plus vive douleur, le moyen qui soulage le plus efficacement et que la maladie réclame avec instance, c'est l'application d'un fer à repasser chaud, promené sur les parties souffrantes. Tout autre topique chaud ne procure qu'une chaleur impuissante à réchauffer avantageusement.

Pendant l'été, les douleurs sont infiniment moins fortes, mais la tête a toujours besoin d'être surchargée d'entourages.

Un tel état de choses n'a pu durer longtemps sans réagir sur toute l'économie; l'impressionnabilité au physique et au moral est devenue excessive; l'appétit est presque nul; les digestions sont lentes et difficiles; la nutrition est imparfaite et la maigreur est prononcée.

Tel est l'ensemble de symptômes qui existe encore et qui s'est montré si réfractaire aux soins assidus et éclairés, autant qu'affectueux, qui ont été prodigués à la malade par son parent, M. le docteur *Bédouin*.

Ne pouvant douter de la nature rhumatismale de cette affection, nous n'avons pas hésité à partager l'avis de notre confrère sur l'opportunité de la plupart des moyens plus ou moins énergiques, usités dans nos théories; quelques bains d'abord, peu de boisson, puis les douches liquides, et enfin les bains et les douches de vapeur.

Ces dernières ont été administrées dans un des cabinets de douches ordinaires où se trouve un appareil à charnières, fort commode pour cet usage. Ce cabinet nous offrait d'ailleurs une ressource que ne présente pas le *vaporarium* commun, celle de faire précéder la douche de vapeur à la tête par une demi-douche liquide sur les extrémités inférieures, qui restaient ensuite plongées dans cette eau chaude pour contrebalancer l'effet de la chaleur vers les parties supérieures. Toujours aussi nous avons exigé que la doucheuse tînt l'embouchure du tube d'émission à une distance telle que la vapeur qui parvenait à la tête ne fût pas trop chaude; ce dont elle s'assurait en interposant ses doigts avant de commencer, et à plusieurs reprises, pendant l'opération. Cette vapeur était promenée sur divers points du cuir chevelu, dont on écartait successivement les cheveux. Toute la tête était ensuite essuyée avec un linge chaud, et recouverte, comme à l'ordinaire, jusqu'à ce que tout fût changé, après la cessation des sueurs qui survenaient au lit pendant une heure ou deux.

A l'aide de toutes ces précautions, Madame a pu prolonger son traitement pendant près d'un mois, sans éprouver le moindre signe de congestion vers la tête et sans aucune espèce de fatigue notable. Cependant, un certain sentiment de lassitude, dont elle commençait à se plaindre, nous fit juger qu'il était temps de s'arrêter.

A cette époque, néanmoins, tous nos soins ne paraissaient pas couronnés d'un résultat bien satisfaisant; mais, fort de notre expérience sur les effets consécutifs des eaux, nous avons dû faire partager nos espérances de soulagement ou de guérison dans un avenir plus ou moins rapproché. Voici, en effet, ce que nous écrivit notre confrère, en nous renvoyant la malade en 1844. « En vous avouant mes torts, je vais au devant d'un reproche que vous êtes en droit de m'adresser. J'aurais dû vous annoncer beaucoup plus tôt la grande amélioration qui s'est opérée progressivement chez ma belle-sœur, à dater de son retour des eaux. Elle a incomparablement moins souffert durant cet hiver. Je vous l'adresse de nouveau, plus fondé dans l'espoir que vous achèverez sa guérison, que je ne l'étais, l'an passé, d'attendre de vos eaux et de vos soins tout ce que nous en avons obtenu. »

Madame n'éprouvait plus, en effet, que de légers ressentiments contre lesquels nous n'avons pas cru devoir diriger autre chose que des bains et des douches liquides, pendant quinze jours.

Nous avons appris plus tard que tout était enfin disparu, mais que Madame avait toujours besoin de se couvrir un peu plus qu'avant sa maladie.

Une autre malade, de *Romans*, Mme de R*****, envoyée aux eaux par M. le docteur *Bédouin*, pour une maladie du même genre, mais moins intense et moins ancienne, a été assez heureuse pour s'en débarrasser en une seule saison (1844), par un traitement à peu près semblable.

Une dame d'Allevard, ayant eu l'imprudence de vouloir se faire peigner un peu trop tôt et sans des précautions suffisantes, étant en couches, en hiver, avait contracté une douleur pareille à celles dont nous venons de parler, mais compliquée de névralgie dentaire. Les anti-phlagistiques, les calmants de toute espèce et les révulsifs, employés au moment de leur opportunité, n'avaient enlevé qu'une partie des douleurs. L'été suivant, on eut recours, avec le plus grand succès, au traitement thermal, mais il a fallu y revenir plusieurs fois pour faire disparaître des recrudescences que la moindre impression du froid déterminait.

Un autre dame, d'Allevard, se sentit, un jour d'hiver, frappée sur le sommet de la tête, qui n'était couverte que très-légèrement, par un coup de froid subit ; une douleur, de même nature que les précédentes, en fut la suite. Les mêmes moyens lui furent opposés et n'amenèrent qu'une amélioration assez sensible. Les dernières traces de douleur ne disparurent que trois ans plus tard, pendant le cours d'une rougeole dont fut atteinte cette malade.

Rétraction permanente de tous les tendons des muscles fléchisseurs des mains et analyse des poignets, suite d'inflammation rhumatismale ; complication de myélite rhumatismale. — Grande amélioration.

En juin 1841, nos honorables confrères, MM. *Silvy* et *Faure*, médecins à Grenoble, nous ont envoyé une malade qui leur avait été adressée par M. le docteur *Gaston*, de

Beaurepaire. L'histoire de sa maladie sera basée sur les détails qui ont été fournis par ces trois Messieurs et par la malade elle-même :

Mme N...., âgée de 45 ans, d'un tempérament sanguin et nerveux, d'une constitution forte, a été mariée à l'âge de quinze ans, et forcée, bientôt après, de vivre éloignée de son mari. Dès lors, sa vie n'a plus été qu'un enchaînement de douleurs physiques et morales, qui ont développé chez elle une grande irritabilité nerveuse, dont les principaux phénomènes se manifestaient sur les organes génito-urinaires.

Elle est également atteinte, depuis quelques années, d'une affection rhumatismale qui se montre ordinairement à l'état aigu, en se fixant le plus souvent sur une seule partie du corps.

Au mois de novembre 1840, une douleur de ce genre se fit sentir d'une manière très-vive au poignet droit, et fut bientôt suivie de tuméfaction, de tous les symptômes de l'inflammation des *tendons*, de leurs gaînes et des surfaces articulaires. Un traitement anti-phlagistique très-vigoureux n'empêcha pas le développement et la marche de la maladie, qui, peu de jours après, a envahi l'articulation radio-carpienne gauche, sans abandonner la droite, de telle manière que les deux avant-bras offrirent en peu de jours une enflure rénitente, luisante, chaude, assez volumineuse, accompagnée de fièvre, de congestion cérébrale, d'insomnie et d'éréthisme nerveux général, bientôt suivi d'un engourdissement semi-paralytique des membres, tant inférieurs que supérieurs. M. le docteur *François*, dont le nom figure si honorablement dans la science, fut appelé en consultation, et pensa, comme son confrère, qu'une inflammation de la moelle épinière compliquait l'affection rhumatismale des avant-bras et la rendait plus rebelle.

Ces Messieurs ont employé tour-à-tour et simultanément les anti-phlagistiques, les anti-spasmadiques, les narcotiques, tant à l'intérieur qu'à l'extérieur, puis quelques dérivatifs, et cependant les douleurs n'ont cédé que lentement.

Le 16 avril suivant, sixième mois de durée de la maladie, les symptômes inflammatoires et la plupart des phénomènes nerveux ont disparu; mais il existait encore une foule d'accidents pour lesquels on réclama les conseils de MM. *Faure* et *Silvy*.

Malheureusement ils eurent bientôt à traiter une maladie qui se manifesta dès l'arrivée de cette dame à Grenoble. C'était une irritation inflammatoire de toutes ses membranes muqueuses, compliquée de tous les accidents nerveux auxquels la maladie était habituellement en proie. Sitôt que la convalescence de cette dernière affection fut assez avancée, ces Messieurs conseillèrent l'usage des bains domestiques pour remédier aux fâcheux reliquats de la première. Le léger succès qu'ils en obtinrent leur inspira un grand espoir dans l'efficacité des eaux d'Allevard pour une amélioration plus ou moins grande, car ils n'osaient attendre un rétablissement complet.

A son arrivée à Allevard, le 20 juin, cette malade offrait encore l'état suivant : 1° une rétraction permanente de tous les tendons fléchisseurs et des muscles pronateurs des avant-bras; 2° une déviation des poignets dans le sens de l'adduction, plus forte à gauche; 3° l'immobilité ou ankilose des articulations radio-carpiennes et de toutes celles des doigts; 4° ceux-ci sont restés crochus, et l'on ne peut tenter de les redresser sans causer des douleurs qui ne permettent pas d'insister; 5° le pouce, toujours écarté, laisse entre son extrémité et celle de l'index un intervalle d'environ cinq centimètres; 6° l'ensemble de ces accidents met la malade dans l'impossibilité absolue de se servir de ses mains en aucune manière, de sorte qu'une personne attachée à son service lui donne sa nourriture, l'habille, la déshabille, etc., comme on fait pour un enfant; 7° il ne reste que des traces de l'engourdissement semi-paralytique des membres inférieurs, et la marche s'exécute avec assez de facilité sur un sol uni et horizontal.

Heureusement cette intéressante personne, malgré sa pénible position, n'a point le moral abattu ; elle conserve de l'enjouement et une force d'âme que soutiennent sa haute raison et une religion éclairée, dispositions qui lui donnent le courage et la patience dont elle a besoin pour supporter ses infirmités et son traitement.

Les bains tempérés et mitigés ont dû ouvrir la scène, afin de calmer l'éréthisme nerveux et d'assouplir plus sûrement les muscles et les tendons anormalement contractés; puis on a cessé de les affaiblir. L'eau minérale prise en boisson en petite quantité a été coupée avec du lait.

Les douches locales et générales tempérées, ainsi que les bains de vapeurs, ont eu successivement leur tour dans l'intervalle des deux mois et demi qu'a duré le séjour de Madame aux eaux.

La durée de ce séjour nous a permis de suspendre plusieurs fois le traitement, lorsque, malgré nos précautions, la malade croyait ressentir les avant-coureurs de la surexcitation nerveuse qu'elle redoutait par dessus tout.

Pour prix de tous nos soins, nous eûmes la satisfaction de n'être interrompus par aucun incident, et de voir, au bout d'une vingtaine de jours, se manifester des traces de mouvement dans les articulations de la première phalange du pouce et de l'index. Un peu de souplesse se manifesta aussi successivement dans l'articulation métacarpienne des autres doigts. Au trente-cinquième jour, le pouce et l'index pouvaient se joindre, et la malade, capable alors de saisir son gobelet, sa cuiller et sa fourchette, se passait, en cela, des services étrangers. Au cinquantième jour, elle put tenir une plume pour écrire; enfin, au soixante-neuvième, époque où elle quitta l'établissement, elle marchait sans peine, avait bon appétit, digérait bien, dormait passablement et avait recouvré de l'embonpoint ; seulement les avant-bras étaient toujours en pronation ; des articulations radio-carpiennes, la droite seule avait un peu gagné de mobilité, de même que les quatre derniers doigts qui sont restés crochus à moitié.

Cependant, Madame devait trop de reconnaissance à nos thermes pour ne pas exprimer le désir de revenir leur demander ce qui manquerait à sa cure, lorsque l'effet consécutif des eaux aurait eu le temps de se prononcer. Elle promit, en effet, de retourner l'année suivante. Mais, d'après ce que nous avons appris, des circonstances impérieuses et indépendantes de sa volonté l'en ont empêchée.

Nous avons ensuite reçu bien plus tard les renseignements suivants, que nous devons à l'obligeance de M. le docteur *Gaston*.

« Depuis que Madame a fait usage des eaux, elle a continué à ressentir, par intervalle, de légères atteintes de son affection rhumatismale, qui me paraît sous l'influence de l'irritabilité nerveuse, mais son état s'est progressivement amélioré ; ainsi l'articulation radio-carpienne droite est *parfaitement libre*, tandis que la gauche est à peu près complètement ankylosée, et les deux poignets sont encore un peu déviés : les articulations métacarpo-phalangiennes des deux mains sont dans l'état naturel ; les muscles extenseurs, adducteurs et abducteurs des deux mains et des doigts exécutent très-bien leurs fonctions ; les deux pouces ont recouvré toute leur mobilité ; les tendons des muscles fléchisseurs des quatre derniers doigts sont restés un peu rétractés et empêchent l'extension complète des phalanges. Enfin, cette dame peut actuellement écrire et se passer de tout secours étranger.

« Ce résultat inespéré du traitement que vous avez dirigé vient confirmer ce que vous avez dit ailleurs sur l'efficacité des eaux d'Allevard, et me rend plus désireux encore d'aller visiter votre établissement. »

Rhumatisme des tendons et des gaines tendineuses des muscles fléchisseurs de l'avant-bras, suivi de rétraction permanente et de courbure des doigts.

Mme G., d'Allevard, âgée de 66 ans, d'un tempérament bilioso-nerveux, d'une bonne constitution, ayant toujours joui d'une parfaite santé, ressentait parfois, depuis peu d'années, quelques douleurs de rhumatisme, surtout dans les lombes. Ces dispositions qui auraient dû l'inviter à se prémunir, comme on le lui conseillait, contre les variations de température, par des vêtements plus chauds qu'à l'habitude, la laissèrent dans son indifférence ordinaire sur ce point. Aussi, dans un voyage qu'elle entreprit en novembre 1841, dans la vallée de l'Isère, ayant fait une partie de la route à pied et par une montée assez pénible, elle était en moiteur, lorsqu'elle monta dans une voiture découverte, où elle subit l'action d'un vent froid qui soufflait violemment ce jour-là.

Le soir même de son retour, elle éprouva des alternatives de frisson et de chaleur, un peu de toux sèche et quelques douleurs vagues dans les parois de la poitrine. Ces symptômes disparurent en peu de jours à l'aide de quelques soins pour favoriser la transpiration qui se montra bientôt spontanément.

Sur ces entrefaites, une douleur d'a^t ord légère se fit sentir eur la face palmaire des deux dernières phalanges du pouce de la main droite. Cette douleur tensive et pulsative, qui croissait lentement, sans déterminer ni rougeur, ni gonflement, demeura bornée à ce point pendant huit à dix jours, puis elle s'étendit à la première phalange, sans abandonner son siège primitif. Enfin, au bout de quinze à vingt jours, elle gagna la face palmaire du premier os métacarpien, le ligament annulaire du poignet et l'ensemble des parties tendineuses sous-jacentes.

Dès ce moment, les douleurs devinrent lancinantes et in-
tolérables; elles portaient au cœur et produisaient des éva-
nouissements; tout mouvement des avant-bras et des doigts
devint impossible; ces derniers étaient tout-à-fait fléchis et
crochus, à l'exception du pouce qui s'était écarté de l'index
et n'était fléchi qu'à moitié. Un gonflement œdémateux,
mais rénitent, chaud et luisant, s'empara de toutes ces parties jusqu'au coude; l'avant-bras quadrupla de volume; une
petite fièvre se manifesta avec des exacerbations nocturnes,
de l'insomnie et la perte de l'appétit. Soit le jour, soit la
nuit, la malade éprouvait souvent le besoin de changer de
position à son bras qui reposait toujours sur un oreiller fort
doux.

Tous les moyens anti-phlagistiques et calmants employés
avec activité, dès le principe, et multipliés à mesure que le
mal acquérait de l'intensité (sangsues, cataplasmes émollients
et anodins, liniments opiacés, fumigations et bains de même
nature, enveloppement de coton et de taffetas), n'ont eu
qu'une influence bien légère sur la marche et sur l'intensité
de la maladie.

Une fois arrivée à cet état, elle resta assez longtemps sta-
tionnaire. Ce ne fut qu'à la fin du second mois, quand la
tension et la chaleur eurent commencé à diminuer, que
nous fîmes disparaître assez promptement l'enflure, à l'aide
de frictions avec un mélange d'onguent napolitain et d'ex-
trait de belladone; plus tard, les onctions avec l'huile cam-
phrée, le baume apodeldoch, eurent leur tour et nous
parurent procurer du calme et du ton dans ces parties que
la chute de l'excitation laissait un peu relâchées, et cependant toujours sensibles.

Ce ne fut qu'après six mois de durée, que les souffrances
devinrent bien supportables et nous firent espérer de pouvoir recourir au traitement thermal de la saison prochaine,
pour combattre la rétraction permanente des tendons, l'immobilité du poignet et de toutes les articulations des doigts

restés crochus, ainsi que l'amaigrissement de l'avant-bras.

C'est le 21 juin suivant, que l'on commença l'emploi des bains tempérés et mitigés, que suivirent bientôt les bains d'eau minérale pure et les douches locales tempérées, car il eut été impossible de faire supporter un plus grand degré de chaleur.

Quoique ce traitement n'ait duré qu'un mois, et que, malgré nos désirs, les bains de vapeur n'aient pas été administrés, nous avons vu l'amélioration se prononcer dans le même ordre que pour le cas précédent; c'est-à-dire, que les mouvements du pouce et de l'index sont les premiers qui aient reparu, puis ceux des articulations métacarpo-phalangiennes et du poignet; de sorte, que la malade pouvait déjà employer sa main à saisir quelques objets et à faire certains petits ouvrages. Ces avantages se sont ensuite augmentés dans le courant de l'année, et surtout par un second traitement dans l'été de 1843. Cependant, les tendons des trois derniers doigts n'ont perdu que les deux tiers de leur courbure et resteront probablement dans cet état. L'avant-bras est aussi resté plus sensible au froid et n'a pas encore repris son volume naturel, en 1847, malgré le nouveau traitement thermal suivi en 1844, mais, à la vérité, bien imparfaitement.

Myélite chronique par métastase rhumatismale. — Amélioration.

Au mois d'août 1844, M. de ..... nous est adressé par notre honorable confrère, M. le docteur *Lusterbourg*, de Lyon, avec les renseignements ci-après :

« Le malade qui vous remettra cette lettre est atteint

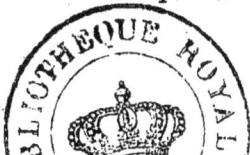

d'une affection qui a beaucoup de rapports avec celles que vous avez publiées dans votre dernier *Compte rendu*. Je crois que ce sera un cas de myélite à ajouter à ceux qui ont été si heureusement guéris ou soulagés par vos eaux.

« Monsieur est âgé de 60 et quelques années, d'un tempérament sanguin, bien prononcé, d'une constitution très-forte, d'un caractère enjoué. Il éprouve, depuis de longues années, des douleurs dues à un principe rhumatismal, se montrant en divers endroits, mais plus souvent sur les nerfs rachidiens du cou et de la poitrine, avec le caractère névralgique.

« En 1840, M. de ..... étant venu faire un voyage à Lyon, à l'époque de la forte inondation, s'exposa pendant plusieurs heures à l'influence de l'humidité, en parcourant les lieux inondés voisins de son habitation. Dès ce moment, il fut pris subitement de symptômes de congestion sanguine sur le cerveau, avec attaques nerveuses, perte de connaissance, et, plus tard, engourdissement, paralysie même des extrémités inférieures.

« La congestion céda aux moyens dirigés contre elle, mais les symptômes nerveux se montrèrent encore longtemps, à des époques fort rapprochées

« Les saignées générales, les sangsues au siège, les divers dérivatifs, etc., amenèrent un changement très-favorable; mais l'impotence des membres inférieurs, restée longtemps la même, ne céda, en partie, qu'à l'application du moxa sur les parties latérales inférieures de l'épine dorsale.

« Enfin, à force de persévérance, je suis parvenu à empêcher toute espèce de crises, depuis un an.

« Aujourd'hui, j'ai conseillé l'usage des eaux d'Allevard, pour rendre le mouvement aux extrémités inférieures, en combattant, d'ailleurs, le principe rhumatismal, cause première de tous les maux qui ont causé tant de souffrances.

Je compte que ces eaux agiront en stimulant doucement
les fonctions du système cutané, et en appelant à la péri-
phérie du corps les forces vicieusement dirigées vers les
organes souffrants; qu'enfin, la diapharèse pourra grande-
ment diminuer l'enflure rénitente qui donne aux membres
inférieurs l'aspect éléphantiasique que vous observerez.

  « Je pense que les eaux devront être employées en demi-
bains et en douches faibles sur les extrémités inférieures et à
la base de l'épine; d'abord, à la pomme d'arrosoir, puis au
jet continu et à une douce température, encore cette médication devra-t-elle être dirigée avec toute la prudence que
je vous connais, et que réclame la situation de notre malade. »

Tout dans ce bulletin, comme on le voit, porte le cachet
de l'observateur profond et du praticien consommé : appré-
ciation des causes de la maladie, exposé des symptômes,
justesse du diagnostic, indication thérapeutique bien déduite
et suivie d'heureux résultats, aperçu rationnel de ce qui
reste à faire. En pareil cas, le rôle du médecin des eaux est
bien simplifié.

Monsieur est arrivé à Allevard le 10 août. Nous n'aurons
que peu de détails à ajouter à tout ce qui précède pour
bien peindre l'état actuel. Nous dirons seulement que l'enflure des jambes et des cuisses est dure, rénitente, station-
naire, sans aucune induration partielle ou tuberculeuse;
que des écailles sèches d'épiderme endurci, couvrent les
parties latérales et antérieures des jambes, jusqu'aux coude-
pieds; que les articulations et les muscles, étant entourés
de cette espèce de ceinture, sont raides et fort gênés dans
leurs mouvements, déjà affaiblis par défaut d'influx nerveux,
de manière que le malade éprouve beaucoup de peine pour
s'asseoir, se lever et marcher; chaque pas, fait en traînant
les pieds horizontalement en avant, ne porte le corps en ce
sens que de quelques centimètres, et le besoin de repos se

fait bientôt sentir, quoique le malade s'appuie sur le bras d'un vigoureux domestique.

Du reste, l'appétit est bon, la digestion se fait bien, le sommeil est réparateur, la gaîté n'est point altérée, et il n'y a jamais de fièvre.

Le traitement doux indiqué plus haut est commencé le surlendemain de l'arrivée de Monsieur, et continué pendant un mois, sans autre entrave que celle-ci : il a fallu l'interrompre pendant trois jours à cause de quelques douleurs survenues dans les reins et au creux de l'estomac ; douleurs qui ont cessé aussitôt que le malade a eu rendu, avec des urines sédimenteuses, trois à quatre graviers d'acide urique, de la grosseur d'un gros plomb à tirer le lièvre. Cette gravelle nous a prouvé que la goutte, sa proche parente, a joué un rôle dans tous les phénomènes maladifs antérieurs, et nous a engagé à augmenter un peu la boisson minérale, avec addition de bi-carbonate de soude, pour faciliter l'élimination par les urines de ces produits morbides.

Le résultat heureux de ce traitement commença à se manifester au bout de quinze à vingt jours, par la diminution du volume des jambes, par un peu plus de force, de souplesse et de vitesse dans les mouvements. Les nombreux amis de notre malade partagèrent la joie qu'il éprouva, lorsqu'il pût faire, en leur présence, quelques pas sans être soutenu.

En 1845, nous le vîmes revenir content d'avoir passé un meilleur hiver et plein de l'espoir d'une nouvelle amélioration, qu'il obtint effectivement. Mais, dans le courant de l'hiver suivant, une attaque de goutte aux pieds ramena la raideur et l'enflure, que l'on a encore combattues, avec quelque succès, pendant la saison des eaux de 1846.

Paralysie hémiplégique rhumatismale.

Le 1ᵉʳ août 1844, il nous est arrivé, des environs de la
Côte-Saint-André, un cultivateur nommé Douc..., âgé de
52 ans, qui nous est adressé par M. le docteur *Revol*. Cet
homme avait toujours joui d'une bonne santé, lorsqu'il
commença, il y a deux ans, à éprouver dans les membres
quelques douleurs qu'il regardait comme rhumatismales, et
qui s'accompagnaient d'une certaine faiblesse. Un peu plus
tard, l'index fut le siège d'un panaris profond. Ce fut pendant les douleurs assez vives de ce dernier que le bras, du
même côté, éprouva un engourdissement, qui, du doigt,
remonta progressivement vers l'épaule. Du moment que cet
engourdissement semi-paralytique fut arrivé à ce point, le
membre inférieur du même côté ne tarda pas à offrir les
mêmes phénomènes, c'est-à-dire, des douleurs sourdes avec
fourmillements et une demi-paralysie du sentiment et du
mouvement. Bientôt après, le mal de tête et la fièvre se
mirent de la partie.

Ce fut dans ces circonstances que M. *Revol* fut appelé pour
la première fois. Il reconnut bientôt la nature et la cause du
mal, c'est-à-dire, qu'il avait affaire à une irritation cérébro-
spinale, développée lentement sous l'influence du principe
rhumatismal, qui, s'étant propagé peu à peu des extrémités
vers les centres nerveux, avait amené cette hémiplégie in-
complète, et causé, en même temps, quelques douleurs dans
le membre opposé, particularité bien digne d'être prise
en considération pour appuyer ce diagnostic.

L'indication thérapeutique ressortait clairement de tous
ces faits ; aussi, M. le docteur *Revol* employa-t-il largement
tous les moyens usités en pareil cas, entre autres, les éva-

cuations sanguines et les révulsifs. Il fut assez heureux pour
enrayer les progrès de la maladie ; mais le mal, déjà existant,
a persisté, à peu de chose près.

C'est environ un an plus tard, que notre honorable confrère nous écrivit ce qui suit : « Les résultats avantageux,
consignés dans votre dernier *Annuaire* et obtenus dans des
cas de ce genre, m'ont engagé à vous adresser ce malade,
en vous priant de bien surveiller les effets du traitement. »

A son arrivée, nous fîmes avec plaisir les observations
suivantes : cet homme n'avait point la constitution apoplectique, elle était au contraire sèche et nerveuse ; sa bouche
n'était presque pas déviée ; la parole était libre et les facultés
intellectuelles étaient intègres ; le bras faible, un peu en-
gourdi, servait à beaucoup de choses ; la jambe, faible aussi,
n'était soulevée qu'avec un peu de peine et heurtait quelquefois les inégalités du sol ; il n'y avait aucun dérangement
dans les autres fonctions.

Sauf l'ancienneté de la maladie, tout faisait bien augurer
de l'emploi des eaux. Le lendemain de son arrivée, on
commença par les bains tempérés et la boisson d'un peu
d'eau minérale ; bientôt on alterna avec les douches générales. Mais, ce traitement qui était bien supporté fut dis-
continué au bout de quinze jours, le malade ayant voulu
retourner à ses occupations, malgré toutes nos instances
pour le faire continuer, et malgré qu'il en eût déjà ressenti
les premiers bienfaits.

Nous avons pris des informations récentes et nous avons
appris qu'il en était resté à peu près au même point que
lorsqu'il nous a quittés.

Réflexions..... La plupart des observations de maladies
du cerveau ou de la moelle épinière, que nous avons rela-
tées ici ou dans nos *Annuaires* précédents, tendent à prouver
qu'elles offrent beaucoup plus de chances de guérison, quand
elles sont de nature rhumatismale.

Dans la majeure partie, en effet, de celles qui ont été soulagées ou guéries, la présence du principe rhumatismal avait été constatée sur diverses parties, qu'il a ensuite abandonnées au moment où apparaissaient l'abolition, la diminution ou la perversion de la sensibilité et du mouvement.

D'un autre côté, ces symptômes disparaissent quelquefois si promptement, qu'il serait difficile d'admettre qu'on dût primitivement les rapporter à un épanchement sanguin, dont le noyau compresseur aurait été absorbé en aussi peu de temps.

Mais n'y eût-il point eu de symptômes de rhumatisme antérieur, ce ne serait peut-être pas une raison de repousser cette manière de voir; si, d'ailleurs, le malade s'était trouvé dans des circonstances à subir l'influence des causes ordinaires de cette affection. Quel est le praticien qui n'a pas vu la paralysie du nerf facial (hémiplégie de la face) succéder subitement à un coup de froid, sur les parties où ce nerf se distribue, et cela souvent sans qu'il y ait eu des douleurs préalables; à tel point, que le malade se trouve tout étonné de ne pouvoir plus, comme il le faisait un instant auparavant ou la veille, clore les paupières, prononcer nettement certains mots, de sentir enfin sa bouche déviée, la joue, d'un côté, flasque, etc.?.... Pour notre compte, nous avons eu l'occasion de vérifier ce fait, une quinzaine de fois, dans la petite sphère de notre pratique médicale.

Ce qui arrive pour une branche de nerf bien distincte, ne peut-il pas arriver pour d'autres, et arriver rapidement au cerveau ou à la moelle épinière? Nous serions tentés de croire qu'il en est ainsi de ces attaques d'apoplexies, qui surviennent chez les individus maigres, c'est-à-dire, n'offrant aucun des caractères de la constitution apoplectique; ces apoplexies, qu'on a appelées nerveuses, sans matière, *sine materiâ*, celles, enfin, dans lesquelles l'autopsie ne laisse voir aucune trace d'épanchement sanguin.

Les choses se passent-elles bien différemment dans ces

paralysies, qu'on attribue avec raison, à la *goutte remontée*, paralysies qu'on fait souvent disparaître en peu de temps, si l'on est assez heureux pour rappeler le principe goutteux à son siège primitif, ainsi qu'on tente toujours de l'obtenir par l'emploi des révulsifs? N'est-ce pas cette manière de voir qui peut expliquer le plus rationnellement ce grand nombre de guérisons promptes, opérées dans tous les établissements thermaux? « encore un coup, la distinction réelle des maladies doit se déduire de la nature de l'affection qui les entretient, et non pas du siège que cette affection occupe. *(Grimaud; fièvres; tome 4, page 110.)* »

La conclusion que l'on doit tirer de toutes ces considérations, c'est que les médecins peuvent et doivent recourir au traitement thermal beaucoup plus tôt, et avec bien plus de confiance, dans des cas de ce genre, que dans ceux où la paralysie est due à une apoplexie hémorrhagique.

Nous disons qu'ils doivent y recourir de bonne heure : 1° parce que le principe rhumatismal, moins fixe ou plus mobile, offre plus de chances à la révulsion ; 2° par la raison que cette médication *bien dirigée* n'offre aucun danger; 3° parce que ces maladies deviennent d'autant plus réfractaires, qu'elles ont duré plus longtemps, c'est-à-dire, que l'innervation peut ne pas se rétablir par cela seul qu'elle a été suspendue trop longtemps, et lors même que la cause aurait cessé d'agir.

Angine de poitrine survenue à la suite d'un refroidissement. — Guérison.

Mme *Gerente*, de *Bourg-Argental* (Loire), âgée de 32 ans, d'un tempérament lymphatico-sanguin, d'une forte constitution, mère de plusieurs enfants, jouissant d'une bonne santé habituelle, fût prise subitement, il y a sept ans, à la suite d'un

refroidissement, le corps étant en sueur, de tous les symptômes de l'angine de poitrine. Depuis cette époque, les
accès de cette affection nerveuse se renouvelaient fréquem-
ment à l'occasion de diverses causes, telles qu'une émotion
morale, un travail même modéré, l'action d'un air froid
ou trop chaud, une mauvaise digestion.

Ces accès étaient caractérisés par une douleur épigastri-
que précordiale et sous-sternale, plus ou moins vive, s'éten-
dant quelquefois jusqu'au cou et même au bras gauche,
s'accompagnant de battements forts et irréguliers du cœur,
d'une grande gêne de la respiration.

M. le docteur *Moulin*, médecin de cette malade, a employé, avec quelques succès, les divers moyens usités en
pareil cas, tels que saignées générales, sangsues, révulsifs,
anti-spasmodiques, digitale, flanelle sur la peau, régime
doux ; mais voyant la maladie persister et se rappelant la
cause qui l'avait déterminée si rapidement, il la considéra
comme une névrose rhumatismale du nerf grand sympa-
thique, indépendante de toute affection organique des poumons ou du cœur, ce que prouvaient clairement les retours
par accès et la cessation de tous les accidents dans les inter-
valles.

D'après toutes ces considérations, il pensa que les eaux
d'Allevard pourraient être employées avec quelques chances
de succès, et il nous adressa sa malade à la fin de juin
1844.

Cette manière d'envisager la maladie nous a paru d'une
justesse remarquable et nous a fait partager les espérances
de notre honorable confrère.

Le 30 juin, Madame a commencé son traitement par la
boisson de deux verres d'eau minérale, coupée avec un peu
de lait, et par des bains tempérés mitigés avec de l'eau ordinaire; puis ceux-ci ont été administrés avec de l'eau minérale pure. En quelques jours, on est arrivé progressive-

ment à l'emploi des douches tempérées et légèrement chaudes. Aucun incident n'est venu troubler ce traitement, qui a duré un mois; mais le temps pouvait seul nous apprendre quel en serait le résultat.

Voici ce que nous écrivit M. le docteur *Moulin*, au mois de juillet 1845. « J'ai l'honneur de vous adresser pour la seconde fois, Mme *Gérente*; son premier traitement lui a été si favorable, que, dans le courant de l'année, elle n'a éprouvé qu'une seule fois et à un faible degré les symptômes de son angine de poitrine. Dans cette dernière circonstance, comme dans d'autres antérieures, la partie abdominale du grand symphatique m'a paru être le point de départ des diverses irradiations douloureuses; les deux hypochondres étaient le siège de serrements très-pénibles, accompagnés d'étouffements, etc.; quoiqu'il en soit, il est certain qu'il y a eu, en tout point, une immense amélioration, qui se continuera, je l'espère, grâce à vos bons soins. »

Ces prévisions ont été parfaitement justes, car Madame est revenue aux eaux en 1846, moins encore pour fortifier sa guérison, qui était complète, que pour y accompagner sa petite demoiselle, atteinte d'une gale qui avait résisté à divers traitements, et dont elle a été bientôt débarrassée.

Réflexions. Cette observation nous a paru intéressante sous plusieurs rapports : 1° elle tend à corroborer l'opinion de quelques médecins, sur le rapprochement qu'il y a à faire entre cette affection et les névralgies externes, qui sont si souvent produites par une suppression de transpiration. « D'après l'opinion que nous nous sommes formée de l'angine de poitrine, nous avons cru lui trouver la plus grande analogie avec les névralgies externes. *Jolly*, art. *Angine*, du *Dictionnaire de médecine et de chirurgie pratiques*, tome 2°, page 545; 2° elle prouve que l'angine est, plus souvent que ne le pensaient certains auteurs, indépendante de toute affection organique, soit des poumons, soit des organes de la circulation ; 3° d'après les mêmes raisons, elle doit être souvent guérissable, et, par conséquent, son pronostic être moins grave qu'on ne l'a pensé jusqu'à présent.

Rhumatisme nerveux.

Réflexions. Nous savons qu'en nous servant de cette dénomination, nous allons soulever un peu d'incrédulité sur la véritable nature du mal que nous voulons désigner. Cependant, il est un ensemble de symptômes, une série d'accidents, qui nous semblent bien représentés par ces deux mots, quand d'ailleurs on a su en retrouver la cause.

Le plan limité de cet opuscule, ne pouvant admettre des discussions pour établir s'il aurait mieux valu se servir des expressions de *névroses cutanées*, etc. ; nous pensons que notre but sera rempli, si nous démontrons qu'à tels groupes de symptômes, nous avons opposé avantageusement l'usage des eaux.

Les douleurs dont nous voulons parler se montrent particulièrement chez les personnes d'un tempérament nerveux, soit primitif, soit acquis, dont la peau est très-excitable et fort sensible à l'impression de l'air froid, surtout s'il est humide.

Cette impression détermine chez elles des douleurs vives, qui passent rapidement d'un point de la surface cutanée sur une autre et produisent une foule de symptômes, variant suivant les diverses parties qui viennent à sympathiser avec les souffrances de la peau. Parmi les nombreux malades de ce genre, qu'il nous a été donné d'observer dans notre pratique et surtout aux eaux, nous en avons vu deux, chez lesquels cette susceptibilité de la peau était telle, que, même en été, ils ne pouvaient s'exposer au frais du matin et du soir, sans éprouver passagèrement des douleurs dans les parois de la poitrine et les symptômes d'un rhume de cerveau, d'une irritation du larynx, avec toux et enrouement; d'autres, en assez grand nombre, ressentaient des picotements ou des pincements en divers endroits de la peau, et, en même temps, les symptômes de la gastro-entéralgie ou simple ou accompagnée d'hypochondrie; enfin, quelques-uns offraient un éréthisme nerveux si grand, qu'il n'était aucune sensation douloureuse à laquelle ils ne pussent être en proie dans un court espace de temps, et tantôt dans une partie, tantôt dans une autre.

La plupart de ces malades rapportaient l'origine de leurs souffrances à un refroidissement subit ou à l'action lente de l'air froid et humide d'un appartement mal situé ou trop fraîchement restauré. Quelques-uns m'ont paru être atteints d'un principe goutteux vague ; d'autres, enfin, ne pouvant accuser ni l'une ni l'autre de ces causes, devaient la trouver dans l'habitude contractée de se couvrir de vêtements très-chauds, qui ont l'inconvénient de rendre la peau très-impressionnable, soit en la ramollissant au moyen de la transpiration qu'ils entretiennent constamment autour d'elle, soit en la privant trop complètement des bons effets de l'aération ou des alternatives de la chaleur et du froid, qui ont l'avantage de lui conserver une certaine dose de résistance à l'action de ce dernier.

C'est par suite de ces abus que quelques personnes s'enrhument en laissant un instant leur tête découverte, en passant dans un appartement moins chaud que le premier, ou pour avoir abandonné un vêtement qu'elles croyaient inutile; dispositions d'autant plus fâcheuses, qu'elles tendent sans cesse à leur faire aggraver leur état en les poussant à prendre des précautions de plus en plus exagérées. Tel fut le cas de cette dame dont parle le professeur *Scoutteten*, de Strasbourg, qui en était arrivée, jeune encore, à redouter

si fortement les courants d'air, que, durant l'hiver, elle ne
sortait jamais de son appartement; toutes les ouvertures
étaient exactement fermées, un double papier collé entou-
rait chaque vitre, deux paravents, et même un matelas,
étaient placés contre la porte, encore elle s'apercevait, en
réalité, quand la porte, à l'entrée de sa maison, était mo-
mentanément ouverte. *(Traité de l'hydrothérapie*, page 551.)

Dans tous les cas dont nous venons de parler, les eaux
d'Allevard produisent de très-bons résultats lorsqu'elles sont
administrées avec toute la prudence et tous les ménagements
que réclame la grande susceptibilité des malades. Le plus
souvent, il faut se contenter des moyens auxquels nous
avons reconnu des effets à la fois toniques et sédatifs. (Voy.
Annuaire 1842 et 1843, pag. 7 et 8.)

Ce ne sera jamais que graduellement et avec circonspec-
tion qu'on pourra aborder les moyens toniques et excitants.

A cet égard, nous nous rappelons, entre autres cas, être
parvenu progressivement à faire supporter la douche écossaise, avec un résultat bien satisfaisant, à une demoiselle
de 34 ans, qui souffrait depuis longtemps d'un de ces rhu-
matismes de la peau, accompagnés de divers accidents nerveux sur les viscères de la poitrine et de l'abdomen.

L'année suivante, elle suivit, d'après d'autres conseils,
*un traitement qui devait être d'autant plus avantageux qu'il au-
rait été plus énergique*. Elle fut soumise d'emblée aux douches liquides chaudes et à des bains de vapeurs très-chauds,
toujours suivis d'abondantes sueurs. Ce traitement aventu-
reux, non-seulement n'amena aucun bon résultat avec le
temps, mais encore détermina immédiatement une telle
impressionnabilité de toute la surface cutanée à l'air, que
la malade fut réduite à garder son appartement pendant
plusieurs mois, pour éviter les souffrances que provoquait
l'air extérieur.

Eczéma rubrum ou dartre vive; dartre squameuse humide, très-intense; névralgie du cou. — Guérison.

M. N....., de Lyon, négociant, âgé de 33 ans, d'une forte constitution, d'un tempérament bilieux et nerveux, né d'une mère qui a longtemps été fatiguée par une affection dartreuse, a eu lui-même diverses éruptions de même nature dans le cours de sa vie. La plus forte s'est manifestée il y a environ neuf mois et a offert plusieurs recrudescences.

C'est pour la combattre, que M. le docteur *Dubouchet*, de Lyon, l'a envoyé aux eaux d'Allevard, où il est arrivé le 9 août 1843, muni du bulletin que je vais transcrire.

« Le malade que j'ai l'honneur de vous adresser, et que je recommande à tous vos soins, a été pris, il y a plusieurs mois, d'une éruption eczémateuse presque générale, avec suintement séreux, rougeur assez intense et démangeaison très vive; une uréthrite, suivie d'orchite, a été contractée dans ces circonstances, ce qui paraît avoir attiré et concentré la première affection autour du scrotum, aux aines et à la partie interne des cuisses, malgré un traitement approprié et bien suivi.

« Il est survenu, en même temps, des douleurs de rhumatisme dans les aponévroses des lombes, des cuisses et des bras, puis une névralgie du cou avec exacerbations nocturnes assez fortes pour arracher des cris au malade. Heureusement celles-ci ont pris un caractère intermittent, qui nous a permis d'en triompher, à l'aide de la quinine réunie à l'opium; mais la douleur est loin d'être entièrement dissipée; le cou est encore raide et les moindres mouvements sont toujours douloureux.

« Dans ces circonstances, j'ai pensé qu'il n'y avait pas à

hésiter, et que, le meilleur moyen pour combattre à la fois l'affection cutanée et les douleurs rhumatismales, consistait dans les eaux sulfureuses d'Allevard, sous votre sage direction. »

Il est difficile de peindre l'intensité que présentait encore la rougeur et l'aspect de l'excariation des surfaces affectées, l'abondance du suintement séreux et la violence des redoublements de démangeaison, qui, revenant surtout la nuit, amenaient une insomnie des plus fatigantes et un léger état fébrile. Le malade est pâle et maigre; sa figure porte l'empreinte des vives souffrances auxquelles il est en proie depuis si longtemps.

Nous n'hésitons pas à adopter le traitement le plus doux : boisson de trois à six verres; bains à 26° R. et prolongés; régime tempérant; lotions froides avec l'eau sulfureuse. Malgré ces précautions, la maladie sembla s'exaspérer durant cinq à six jours, puis il se montra un peu de soulagement pendant la durée du bain et quelques heures après; mais toujours les souffrances redoublaient le soir. Nous prîmes alors le parti de conseiller le bain pour le soir, un peu avant l'heure de l'exaspération, dans l'espoir de la prévenir et de ramener le sommeil, ce qui réussit à souhait.

Les fermentations froides, pendant la nuit, furent ensuite le moyen le plus efficace pour entretenir le calme obtenu.

C'est aussi pendant cette période, que nous croyons avoir employé utilement la sulfate de magnésie, ajoutée à l'eau sulfureuse, à dose purgative, pour révulser le mouvement fluxionnaire établi vers la peau.

Quand le calme eut duré quelques jours, nous passâmes à l'emploi de douches tempérées (34 et 35° R.), dans le but d'obtenir une légère transpiration et de faire disparaître complètement les douleurs rhumatismales déjà bien diminuées.

Ce traitement, qui a duré un mois, a été suivi d'un résultat si heureux, que M. le docteur *Doubouchet* a pu voir revenir son malade avec le teint frais, de l'embonpoint et sans traces de ses diverses affections.

En juillet 1844, ce médecin nous le renvoya, en nous annonçant qu'il y avait eu, pendant l'hiver, une légère récidive de l'eczéma, et en nous exprimant tout l'espoir d'une solide guérison, à en juger par l'effet merveilleux que l'on avait obtenu l'année passée.

Le malade fut soumis à un traitement à peu près semblable au précédent, seulement, il a pris un peu plus de douches et quelques bains de vapeurs. Ce qu'il y a de certain, c'est que la guérison a été complète, car, depuis bientôt trois ans, rien n'est venu la démentir.

Réflexions. Cette observation nous a paru intéressante, en ce qu'elle offre un exemple bien tranché de l'*eczéma rubrum*, très-heureusement modifié, puis guéri, par un traitement sulfureux, administré d'abord avec quelques précautions, et ensuite avec une énergie proportionnée à la vigueur de constitution du sujet; progression prudente et absolument nécessaire, si l'on ne veut pas s'exposer à produire un surcroît d'irritation et prolonger les souffrances du malade, en lui faisant, d'ailleurs, courir les chances d'une suppression trop subite de la sécrétion morbide de la peau ou d'une métastase dangereuse sur quelques viscères.

Sous ce dernier rapport, nous pensons sincèrement que l'eau d'Allevard, peu saline et minéralisée principalement par l'acide sulphydrique, offre des avantages réels sur les eaux sulfureuses plus salines.

Enfin, nous ferons remarquer que cette maladie n'a pas résisté à l'action des eaux, malgré les circonstances de l'hérédité, qui ajoute toujours quelque chose à sa ténacité.

Dartre squameuse humide ou eczéma. — Guérison.

M. de X..., des environs de Valence (Drôme), âgé de 65 ans, d'un tempérament bilioso-sanguin, d'une forte constitution, est atteint, depuis plusieurs années, d'une éruption eczémateuse, qui s'est montrée successivement en divers endroits. Sa disparition ayant été suivie, il y a deux ans, d'une entéralgie, avec accompagnement de symptômes d'hypochondrie, cet état fut combattu, avec succès, par les eaux de *Selles*, près *la Voulte* (Ardèche); mais l'affection cutanée ne tarda pas à se montrer à la cuisse, autour d'un cautère qui avait été établi pendant la durée de l'affection intestinale précitée. Depuis lors, elle a présenté diverses alternatives de diminution et de recrudescence, sans jamais abandonner son siège et sans paraître céder à la foule des moyens employés.

C'est dans ces circonstances, que M. le docteur *Faure*, de *Crest*, nous l'adresse le 6 août 1843, en nous manifestant tout l'espoir qu'il fonde, pour la guérison, sur les eaux d'Allevard, dont il a pu apprécier l'efficacité pendant le séjour qu'il y a fait en 1841.

M. de X... a fait ici un séjour de trois semaines, durant lequel il a suivi un traitement par les bains tempérés, prolongés, par la boisson d'eau minérale coupée avec le lait et par des fomentations. A son départ, la maladie était bien amendée et laissait beaucoup à espérer de l'action consécutive des eaux. Cependant, je crus devoir conseiller la suppression du cautère, qui me paraissait avoir eu peu de part aux heureuses modifications qui étaient survenues dans l'état antérieur, et être, au contraire, la cause de la persistance de l'affection de la peau.

Voilà pourquoi le médecin du malade m'écrivait, un mois plus tard, ce qui suit : « Quinze jours après son retour d'Allevard, M. de X... a été atteint d'une urticaire fugace générale, accompagnée d'une vive démangeaison pendant la nuit.

« Je pensai d'abord que les eaux éminemment sulfureuses d'Allevard avaient amené ce mouvement vers la peau, qui est très-irritable chez Monsieur ; mais, ayant bientôt observé le même exanthème chez d'autres sujets, je le considérai dès lors comme dépendant d'une épidémie.

« Vous avez conseillé, dans le temps des eaux, à ce malade, de laisser fermer son cautère pour le débarasser de son interminable eczéma. Je lui avais déjà donné le même conseil. Il voudrait savoir, aujourd'hui, si la nouvelle maladie cutanée qu'il vient d'éprouver n'est point une contre-indication à cette suppression. Comme il tient beaucoup à avoir votre opinion, à cet égard, je vous prie de me la communiquer. »

Réponse. D'après les détails que vous venez de me donner, il est bien évident que Monsieur vient d'être atteint d'une urticaire fugace. Vous savez, comme moi, que cette affection est souvent sous la dépendance d'une irritation gastro-intestinale, même légère. Or, c'est bien le cas où se trouve notre malade, car il a eu une légère entérite lors de son séjour à Allevard, accident que nous avons dû rapporter à une mauvaise digestion et qui a réveillé la susceptibilité intestinale habituelle.

Si, à cette cause accidentelle, nous joignons l'action ordinaire des eaux, sur le système cutané, nous avons des raisons suffisantes pour nous rendre compte de tous ces épiphénomènes, sans y voir les suites d'un principe humoral, auquel il faille laisser une porte ouverte en conservant le cautère. Je persiste donc à opiner pour la suppression, en

m'appuyant, d'ailleurs, sur divers exemples que j'ai eus
dans ma pratique et sur l'opinion de plusieurs auteurs.

J'ai eu à traiter ici, l'année dernière, une dame tourmentée
par un eczéma, survenu, depuis plus d'un an, autour d'un
cautère établi au bras pour une maladie qui n'existait plus.
Déjà, un traitement par les eaux l'avait fait disparaître pour
quelque temps seulement. Je me décidai, l'année suivante,
à prescrire la suppression de l'exutoire, qui fut suivi de la
guérison de l'eczéma, sans le moindre accident.

« C'est surtout dans cette affection, dit M. le docteur
Gibert, que les praticiens du siècle dernier et du commen-
cement de celui-ci, croyaient indispensable l'application
d'un exutoire destiné à éliminer les humeurs auxquelles ils
attribuaient la production de la maladie dartreuse. Aujour-
d'hui, cette pratique est tellement tombée en désuétude,
que je ne me rappelle pas avoir vu une seule fois M. *Bielt* (1),
y avoir recours.

« Généralement, chez ces sujets, les exutoires ont l'inconvénient de favoriser, au moins dans la région où ils sont
appliqués, le développement de l'éruption dartreuse, lorsqu'elle a déjà disparu, ou de l'exaspérer quand elle existe.
(*Traité des maladies de la peau*, pag. 182, 2ᵉ édition.)

Mais, dans l'opinion des personnes étrangères à la médecine, la suppression d'un cautère entraîne tant de dangers,
que notre malade ne s'y est décidé qu'après avoir reçu
l'avis approbatif de son médecin de Paris, le vénérable et
savant professeur *Récamier*. Bientôt après, la dartre disparut
pour ne plus revenir, et sans qu'il se soit montré la moindre
suite fâcheuse.

Nous ajouterons ici que le meilleur moment, pour opé-

---

(1) Médecin de l'hôpital Saint-Louis, à Paris, destiné spécialement
aux maladies de la peau.

rer une suppression de ce genre, est celui du traitement thermal.

Eczéma aux grandes articulations et derrière les oreilles. — Guérison en deux saisons.

Une dame, de la Tour-du-Pin, nous est adressée en juillet 1843, par M. le docteur *Morel*. Elle est âgée d'environ 36 ans, d'une bonne constitution et d'une santé habituellement heureuse; mais, l'hiver dernier, il s'est manifesté, sur le cuir chevelu, un suintement abondant qui collait les cheveux. On se rappela alors que, deux ans auparavant, et à la suite d'un accouchement, elle avait eu une éruption à la peau et des dépôts aux seins; on prescrivit des boissons dépuratives et le petit lait anti-laiteux de Weiss. La maladie cutanée disparut pour revenir au printemps suivant. M. le docteur *Viricel*, qui fut consulté à cette époque, fut d'accord avec son confrère, M. *Morel*, sur l'opportunité des eaux d'Allevard, où Madame se rendit le 28 juillet.

A son arrivée, elle portait encore une éruption *eczémateuse*, mêlée de quelques pustules d'*impétigo*, principalement aux plis des bras et des jarrets, puis derrière les oreilles.

La boisson, les bains tempérés prolongés, quelques purgatifs, ne laissèrent subsister que des traces de cette affection, qui disparut bientôt après, pour reparaître au printemps, mais bien plus faible.

Un traitement semblable au premier, fait en 1844, fit justice de ce reliquat.

Tous les patriciens savent que l'état puerpéral ou de nouvelle accouchée est, parfois, une circonstance qui favorise l'explosion de diverses éruptions à la peau, maladies que l'on qualifie souvent d'humeurs laiteuses. Nous ne dirons,

rien de cette manière de voir, qui a été celle de beaucoup
de médecins recommandables. Il nous suffira de constater
que ces affections guérissent très-bien par l'usage des eaux
sulfureuses.

Eczéma aux mains et derrière les oreilles. — Guérison.

Mme L....., de B. (Ain), âgée d'environ 25 ans, d'un tempérament lymphatico-sanguin, d'une bonne constitution,
est envoyée aux eaux d'Allevard par MM. les docteurs
Dupré et *Pacoud.* Elle y arrive le 26 juillet 1844, portant
sur le dos de chaque main, entre les doigts, derrière les
oreilles, et même sur le cuir chevelu, un eczéma bien ca-
ractérisé, sans suintement, mais avec démangeaison et
cuisson dans les gerçures qui existent derrière les oreilles et
sur le dos des mains.

Cette affection, qui date de deux ans, a présenté plusieurs
fois des recrudescences sans avoir disparu complétement.
Souvent, aussi, le bord des deux paupières était le siège
d'une inflammation due au même principe; ainsi que nous
pouvons le constater en ce moment même.

Un traitement de vingt-cinq jours, par la boisson de six à
huit verres d'eau sulfureuse, par les bains tempérés, deux
purgatifs de sulfate de magnésie vers la fin, des lotions fré-
quentes avec l'eau minérale fraîche, suffit pour faire disparaître toute trace de cette affection et rendre à la peau sa
souplesse et sa couleur naturelles. Cependant, il y eut récidive à la fin de l'hiver suivant.

Les eaux sulfureuses avaient produit un résultat trop satisfaisant, pour qu'on ne songeât pas à leur demander un
nouveau bienfait, sinon une cure plus radicale.

Cette fois, Madame, trouvant celles d'Allevard un peu éloignées, se laisse entraîner par le désir de s'arrêter à Aix-en-Savoie; mais son désappointement et son regret ont été grands, parce qu'elle n'en a retiré aucun bien, ni pour le présent, ni par la suite.

Ces détails nous ont été fournis par la malade elle-même, lorsqu'elle est revenue à Allevard, en juillet 1846, avec l'espoir d'être plus heureuse. Cette espérance n'a pas été vaine, car telle a été l'efficacité des eaux, qu'au bout de trois semaines, un traitement semblable à celui de la première année, a de nouveau fait disparaître toute trace de la maladie, malgré son intensité. Aussi, avons-nous facilement obtenu qu'on ne quittât les eaux qu'après un séjour de plus d'un mois, afin de consolider la cure.

RÉFLEXIONS

SUR

LE TABLEAU SYNOPTIQUE QUI SUIT.

Quelques esprits superficiels pouvant croire, en jetant un coup-d'œil sur le grand nombre de maladies qui y sont énumérées, que nous généralisons trop l'usage des eaux, nous croyons qu'il suffira de quelques réflexions pour faire justice d'une telle opinion.

1° De tout temps, les médecins ont regardé les eaux sulfureuses comme le meilleur remède à opposer aux nombreuses maladies de la peau, de même qu'aux affections rhumatismales; or, ces deux classes de maladies forment déjà plus de la moitié des cas inscrits dans notre tableau;

elles en formeront même les deux tiers, si nous y joignons, comme cela doit être, toutes les affections du cerveau, de la moelle épinière, de la poitrine ou du bas-ventre, qui sont dues à une métastase ou rétrocession des principes dartreux ou rhumatismal.

2° Nous avons démontré, dans nos annuaires précédents, qu'à l'aide de certaines modifications dans le traitement thermal, on pouvait le rendre *sédatif* et *tonique*, ou bien *révulsif* et *perturbateur*, et par là, remplir toutes les indications. Qui ne connaît, en effet, les différences d'action d'un bain, suivant qu'il est *froid*, *tiède* ou *tempéré*, *chaud* ou *très-chaud?* « Puisque le calorique des bains exerce une si grande influence, dit M. *Patissier*, il faut veiller avec soin à leur choix et à la graduation de leur température; c'est en cela que consiste le plus grand secret des guérisons obtenues dans les établissements thermaux. (Ouv. cité, p. 83). »

On connaît assez généralement, aujourd'hui, quelle puissante médication offre l'application alternative de la chaleur et du froid au moyen du bain russe et de la douche écossaise, surtout dans les affections nerveuses bien déterminées, et même dans celles qui, par leur extrême mobilité, sont réellement partout et nulle part.

3° Outre les effets d'une température variée, on obtient encore des modifications dans l'action des eaux, en y ajoutant des substances médicamenteuses, mucilagineuses, salines, etc., ou simplement en les affaiblissant. « Les eaux sulfureuses faibles, suivant M. *Patissier*, ont une action lente, peu appréciable; elles calment, relâchent l'organisme trop exalté, agissent doucement et régularisent les systèmes nerveux et vasculaires; elles sont salutaires aux femmes et aux enfants, aux individus doués d'une grande susceptibilité nerveuse. Elles trouvent surtout leur application dans les névroses, les névralgies, les affections cutanées, les scrophules qui sont sous la dépendance d'un système nerveux ou vasculaire irritable ou irrité. (*Rapport sur les eaux miné-rales à l'académie de médecine*, 14 août 1842.) »

4° Quand il serait vrai que quelques guérisons ne pussent être expliquées par les considérations qui viennent d'être exposées, serait-ce une raison pour renoncer à l'emploi du moyen ? Personne ne le pensera. Il n'y a rien de tenace, dit-on, comme les faits, et les médecins n'ont jamais songé à abandonner l'usage du quina contre les fièvres, ni celui du mercure dans la syphilis, quoiqu'ils ne connûssent pas la manière d'agir de ces médicaments vraiment héroïques.

5° Enfin, une considération qui corrobore les autres et les domine toutes, c'est que ce sont les médecins, à quelques exceptions près, qui dirigent ce grand nombre de maladies différentes vers les établissements thermaux ; et l'on admettra, sans doute, qu'en cela, ils ne font que se conformer aux préceptes de la science et aux leçons de l'expérience.

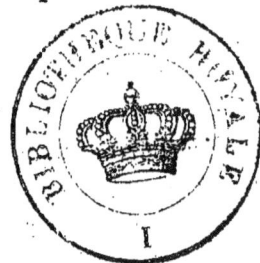

TABLEAU SYNOPTIQUE

Des Maladies traitées à l'Établissement thermal d'Allevard, par M. CHATAING, médecin-inspecteur, pendant les années 1844, 1845 et 1846.

NOMS DES MALADIES.	NOMBRE.	GUÉRIES.	BIEN SOULAGÉES.	NI GUÉRIES NI SOULAGÉES.	EXASPÉRÉES.	GUÉRIES PLUS TARD.	OBSERVATIONS.
DARTRES. Maladies spéciales de la peau ou DERMATOSES.							
1° Exanthémateuses.	Urticaire chronique	1	2	»	»	»	»	
4° Eczéma à divers degrés, sur diverses parties	65	36	29	»	»	»	
2° Vésiculeuses... 2° Herpès. { phlicténodes général.	8	7	1	»	»	»	
circinatus.	7	4	3	»	»	»	
præputialis.	3	3	»	»	»	»	
labialis.	1	»	1	»	»	1	
3° Pustuleuses... 1° Impétigo. { cuir chevelu.	2	2	»	»	»	»	
face.	3	2	1	»	»	»	
répandu.	2	2	»	»	»	»	
2° Ecthyma vulgare général et discret.	1	1	»	»	»	»	
3° Acné. { rosacea	7	1	4	2	»	»	
simplex et punctata.	1	1	»	»	»	»	
disseminata	4	»	4	»	»	»	
4° Papuleuses... Prurigo. { général.	12	»	12	»	»	»	
de l'anus.	7	2	5	»	»	»	
de la vulve.	9	1	8	»	»	»	
5° Squameuses.. Pithyriasis. { de la tête.	4	1	3	»	»	»	
du tronc, versicolor.	3	1	2	»	»	»	
Psoriasis ou lèpre vulgaire.	16	4	12	»	»	»	
Mentagre.	2	1	1	»	»	»	
SYPHILIS...							
Syphilis tuberculeuses générales avec iritis, doul. ostéocopes (1).	6	5	1	»	»	»	
Psoriasis palmaire syphil.	1	»	»	1	»	»	Traitement insuffisant.
Taches cuivrées au front.	1	»	1	»	»	»	
RHUMATISMES chroniques.							
Fixe.	Articulaire { général.	23	12	11	»	»	»	
local	19	9	10	»	»	»	
Vague ou ambulant. { musculaire et articulaire	64	13	51	»	»	»	
nerveux.	40	7	33	»	»	»	
goutteux	6	»	6	»	»	»	
NÉVRALGIES.							
Sciatiques ou fémoro-poplitées.	12	5	6	1	»	2	
cervicale.	1	1	»	»	»	»	
bronchiale	1	»	1	»	»	»	
dentaire.	1	»	1	»	»	»	
NÉVROSES.							
Gastralgies. { simple.	23	5	18	»	»	»	
avec hypochondrie	3	»	3	»	»	»	
Gastro-entéralgies. { simple	2	»	2	»	»	»	
avec hypochondrie	15	»	13	2	»	»	
alternant avec un eczéma	1	»	1	»	»	»	
Asthme	1	»	1	»	»	»	
Angine de poitrine, datant de 8 ans, suite de suppression de transpiration.	1	»	1	»	»	1	Deuxième année.
MALADIES du système utérin.							
Inflammations chroniques. { de la matrice.	12	2	8	2	»	1	
de l'ovaire	3	1	2	»	»	»	
Leucorrhées ou flueurs blanches	20	2	18	»	»	2	
Menstruations irrégulières pour l'époque ou pour la quantité	7	»	7	»	»	»	
Chloroses	7	»	7	»	»	»	
MALADIES du cerveau et de la moelle épinière.							
Hémiplégies ou paralysie de la moitié du corps.	6	1	4	1	»	»	
Myélites rhumatismales avec semi-paralysie	7	»	7	»	»	1	
MALADIES scrophuleuses ou strumeuses.							
Ulcères en divers endroits	5	»	5	»	»	»	
Ganglions engorgés	10	2	7	1	»	1	
Tumeurs blanches. { du genou.	3	»	3	»	»	1	
du poignet.	1	»	1	»	»	»	
Ostéites. { avec carie { du tibia, de l'articulation tibio-tarsienne	2	»	2	»	»	»	
du poignet	6	»	3	3	»	»	
du fémur	3	»	3	»	»	»	
sans carie du poignet	1	1	»	»	»	»	
Lèvre supérieure et ailes du nez fluxionnées.	3	1	2	»	»	2	
Ophtalmies chroniques	4	»	4	»	»	»	
Arthrite chronique coxo-fémorale, avec menace de luxat. sp.	3	»	3	»	»	»	
Faiblesse de constitution trop symphatique.	21	»	21	»	»	»	
Inflammation chronique des membranes muqueuses.							
Pharyngites.	6	2	4	»	»	1	
Laryngites.	7	3	5	»	»	1	
Coryza.	2	2	»	»	»	»	
Urétrite	1	1	»	»	»	»	
Gastrite avec engorgment du pylore	1	1	»	»	»	»	Traitement insignifiant.
Entérites. { simple.	2	»	2	»	»	»	
avec hypoch.	1	»	1	»	»	»	
par métastase d'un eczéma	1	1	»	»	»	»	
avec hépatite et ascite	1	»	»	1	»	»	
Catarrhe pulmonaire. { simple	2	»	2	»	»	»	
avec asthme.	12	1	11	»	»	»	
GLOSSITE ou tuméfaction de la langue présumée dartro-syphilit.	1	»	»	»	»	»	Un peu de mieux dans l'année.
NÉPHRITE chronique essentielle.	1	»	1	»	»	»	
MALADIES chirurgicales.							
Entorse. { du genou	1	»	1	»	»	»	
du pied.	3	2	1	»	»	»	
Varices aux jambes avec engorgement.	5	»	5	»	»	»	
Périostose. { de la tubérosité du tibia	1	»	1	»	»	»	
de la tête du péroné.	1	»	1	»	»	»	
Cicatrice douloureuse à la jambe.	2	»	2	»	»	»	
						(2)	

(1) Toutes ont été traitées en même temps par le spécifique ou l'iodure de potassium.
(2) Si la colonne des cas guéris plus tard est si peu garnie, cela tient à ce que peu de malades nous fournissent des renseignements.

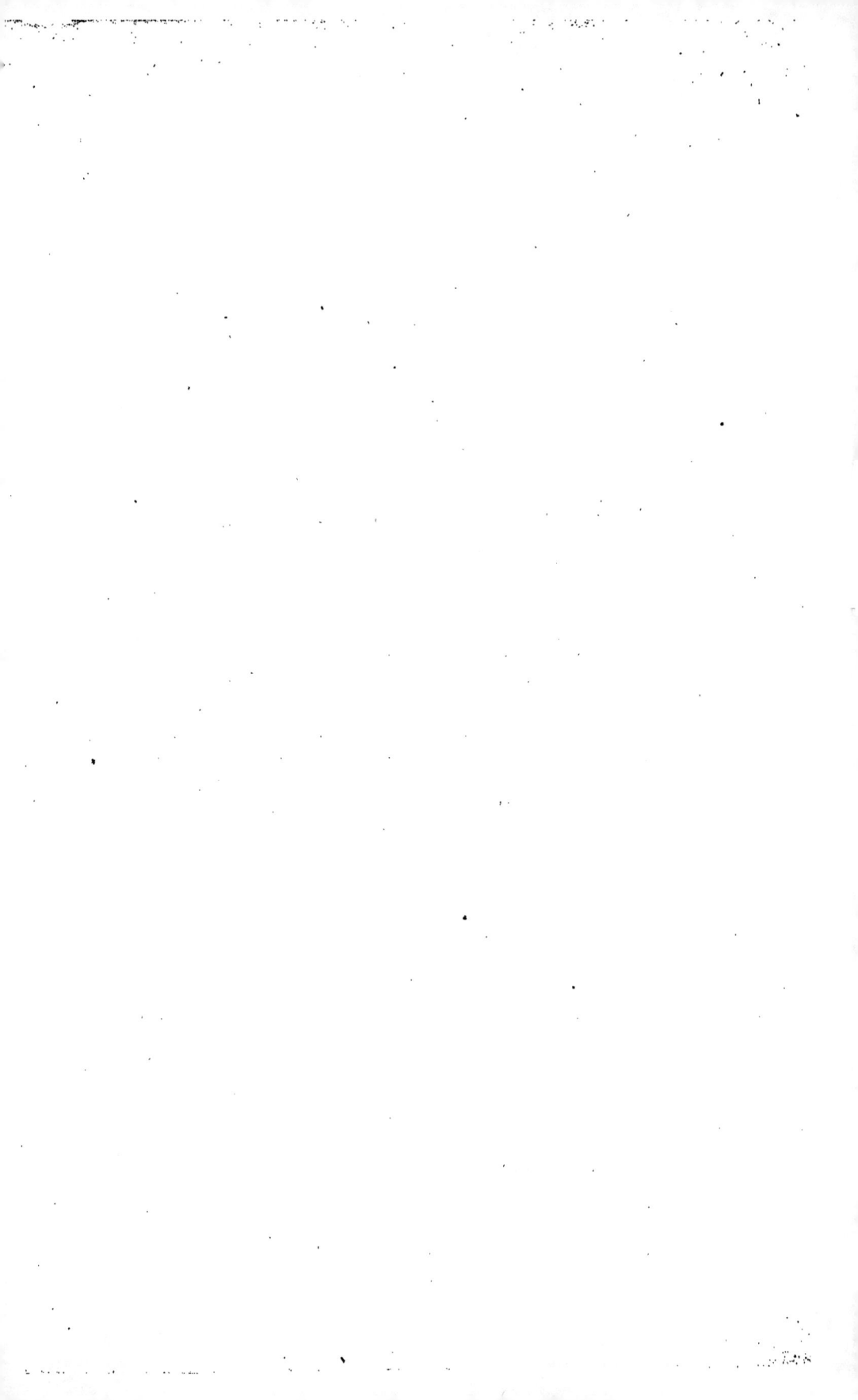

www.ingramcontent.com/pod-product-compliance
Lightning Source LLC
Chambersburg PA
CBHW071413200326
41520CB00014B/3426